房颤病专科
中西医标准数据集

胡元会 杨 睿 / 主编

全国百佳图书出版单位

中国中医药出版社

·北 京·

图书在版编目（CIP）数据

房颤病专科中西医标准数据集 / 胡元会，杨睿主编
. —北京：中国中医药出版社，2023.7
ISBN 978-7-5132-8284-0

Ⅰ.①房⋯ Ⅱ.①胡⋯ ②杨⋯ Ⅲ.①心房纤颤 -
标准 - 数据集 Ⅳ.① R541.7-65

中国国家版本馆 CIP 数据核字（2023）第 128951 号

中国中医药出版社出版

北京经济技术开发区科创十三街 31 号院二区 8 号楼
邮政编码 100176
传真 010-64405721
北京联兴盛业印刷股份有限公司印刷印刷
各地新华书店经销

开本 880×1230 1/32 印张 2 字数 47 千字
2023 年 7 月第 1 版 2023 年 7 月第 1 次印刷
书号 ISBN 978-7-5132-8284-0

定价 19.00 元
网址 www.cptcm.com

服 务 热 线 010-64405510
购 书 热 线 010-89535836
维 权 打 假 010-64405753

微信服务号 zgzyycbs
微商城网址 https://kdt.im/LIdUGr
官 方 微 博 http://e.weibo.com/cptcm
天猫旗舰店网址 https://zgzyycbs.tmall.com

如有印装质量问题请与本社出版部联系（010-64405510）
版权专有 侵权必究

《房颤病专科中西医标准数据集》编委会

前　言

截至 2019 年，全球心房颤动［简称房颤，包括心房扑动（简称房扑）］患者约 5970 万人。房颤的患病率及发病率随年龄增长逐步增加，且各年龄段男性均高于女性。胡大一等对我国 13 个省和直辖市自然人群中 29079 例 30 ～ 85 岁人群的流行病学调查结果显示，年龄校正后房颤患病率为 0.65%，且随年龄增长患病率增加，在 > 80 岁人群中高达 7.5%。黄从新等于 2020 年 7 月 ～ 2021 年 9 月对全国 25 个省 114039 例年龄 ≥ 18 岁的常住居民展开了房颤流行病学调查，结果显示，我国房颤年龄校正后患病率为 1.6%，男性和女性的年龄校正后患病率分别为 1.7% 和 1.4%。受到房颤诊疗手段、地区差异等因素影响，中国详细的房颤流调数据及是否规范治疗等数据尚不完全，因此需要通过大数据进行指南的制订和更新。比如对房颤的流调数据、治疗数据，以及治疗是否规范化、个体化、是否精准等方面进行大数据收集，将全国的病例汇集整理，建立一个电子化的房颤标准数据集。这样可以使关注房颤的医生及研究者都能了解中国房颤的整体情况，最终让每位患者获得最受益的治疗。所以，电子化、信息化的大数据是治疗的必由之路。

基于此，我们组织撰写了《房颤病专科中西医标准数据集》（以下简称《数据集》）。该《数据集》参考了《心房颤动：目前的认识和治疗建议（2021）》、*2020 ESC Guidelines for the diagnosis and management of atrial fibrillation developed in collaboration with the European Association of Cardio-Thoracic Surgery（EACTS）*，并依据《中华人民共和国卫生行业标准卫生信息基本数据集编制规范》《中国中医药信息学会团体标准——中医电子病历基本数据集》等国内外信息标准，建立了房颤真实世界研究领域统一、规范的数据元标准，对于将来更好地实现以区块链技术为基础的多中心、大样本量研究，以及个体化精准医学研究都具有重要意义。

　　房颤增加了中风、心力衰竭和死亡的风险，其高发病率和高死亡率给患者的健康、社会经济带来了重大负担。目前治疗房颤的方法包括药物治疗和电隔离肺静脉的消融治疗。抗心律失常药物的长期疗效有限，可能与严重的不良反应有关，包括促心律失常。消融治疗在持续性房颤中的疗效不佳，并可能与严重的并发症相关。中医药能从根本上改善房颤患者的临床症状，降低复发率和再入院率，提高患者的生活质量，具有长足的优势。因此，我们现在最主要的任务就是推动房颤中西医结合的规范化治疗。此次《房颤病专科中西医标准数据集》的发布，必将对房颤的医疗大数据管理、应用等产生重要的推进作用，成为开展高质量临床研究工作的重要工具，为提高房颤的科研及诊疗水平做出贡献。

《房颤病专科中西医标准数据集》编委会

2023 年 7 月

目　录

一、概　述

　　《房颤病专科中西医标准数据集》分为通用数据集、专病常规数据集、样本库三大部分，共包含 17 个模块，包括患者人口学信息、就诊记录、现病史、既往史、个人史和月经婚育史、家族史、体格检查、中医望闻切诊、诊断信息、实验室检查、心电图、影像学检查（包括超声检查）、手术治疗、药物治疗、中医非药物治疗、随访、样本库。这样划分的目的一方面是使数据集在分类上更加清晰，符合临床诊疗流程，方便研究者查阅和使用；另一方面，数据集的颗粒度也会更细，结构化程度更高，最大程度贴合临床研究需要。

二、通用数据集

通用数据集包括患者人口学信息和就诊记录两部分，适用于所有疾病（表1、表2）。

表1　患者人口学信息

模块名称	参考标准
患者人口学信息	中华人民共和国卫生行业标准 WS445.10-2014 电子病历基本数据集第10部分：住院病案首页

序号	数据元名称	值域/数据类型	数据加工类型
1.1	患者姓名	文本	v1：直接映射
1.2	性别	男，女，未知，未说明	v1：直接映射
1.3	身份证号	文本	v1：直接映射
1.4	婚姻状态	未婚，已婚，离异，丧偶	v1：直接映射
1.5	年龄	数值	v1：直接映射
1.6	血型	A，B，O，AB	v1：直接映射
1.7	出生日期	YYYY-MM-DD	v1：直接映射
1.8	职业	国家公务员，专业技术人员，职员，企业管理人员，工人，农民，学生，现役军人，自由职业者，个体经营者，无业人员，退（离）休人员，其他	v1：直接映射

序号	数据元名称	值域 / 数据类型	数据加工类型
1.9	教育程度	文盲，小学，初中，高中，中专，大专，本科，硕士及以上，其他	v1：直接映射
1.10	国籍	文本	v1：直接映射
1.11	籍贯	文本	v1：直接映射
1.12	民族	汉族，其他	v1：直接映射
1.13	出生地	文本	v1：直接映射
1.14	现住址	文本	v1：直接映射
1.15	住宅电话	文本	v1：直接映射
1.16	联系人	文本	v1：直接映射
1.17	联系人电话	文本	v1：直接映射
1.18	医院付费方式	城镇职工基本医疗保险，城镇居民基本医疗保险，新型农村合作医疗，贫困救助，商业医疗保险，全公费，全自费，其他社会保险，其他	v1：直接映射

表 2 就诊记录

模块名称	参考标准
就诊记录	中华人民共和国卫生行业标准 WS445.10-2014 电子病历基本数据集第 10 部分：住院病案首页；中华人民共和国卫生行业标准 WS445.10-2014 电子病历基本数据集第 11 部分：中医住院病案首页；中华人民共和国卫生行业标准 WS445.2-2014 电子病历基本数据集第 2 部分：门（急）诊病历

续表

序号	子模块	数据元名称	值域 / 数据类型	数据加工类型
2.1	住院记录	住院号	文本	v1：直接映射
2.2	住院记录	住院次数	数值	v1：直接映射
2.3	住院记录	入院途径	门诊，急诊，其他医疗机构转入，其他	v1：直接映射
2.4	住院记录	治疗类别	文本	v1：直接映射
2.5	住院记录	住院天数	数值	v1：直接映射
2.6	住院记录	住院总费用	数值	v1：直接映射
2.7	住院记录	实施临床路径	文本	v1：直接映射
2.8	住院记录	是否使用医疗机构中药制剂	是，否	v3：逻辑加工
2.9	住院记录	是否使用中医诊疗设备	是，否	v3：逻辑加工
2.10	住院记录	是否使用中医诊疗技术	是，否	v3：逻辑加工
2.11	住院记录	是否入住ICU	是，否	v3：逻辑加工
2.12	住院记录	ICU天数	数值	v1：直接映射
2.13	住院记录	入院日期	YYYY-MM-DD	v1：直接映射
2.14	住院记录	出院日期	YYYY-MM-DD	v1：直接映射
2.15	住院记录	入院科室	文本	v1：直接映射
2.16	住院记录	出院科室	文本	v1：直接映射
2.17	住院记录	就诊医院	文本	v1：直接映射
2.18	住院记录	是否死亡	是，否	v3：逻辑加工

续表

序号	子模块	数据元名称	值域／数据类型	数据加工类型
2.19	住院记录	死亡时间	YYYY-MM-DD	v1：直接映射
2.20	住院记录	死亡原因	文本	v1：直接映射
2.21	住院记录	非医嘱离院	是，否	v3：逻辑加工
2.22	门诊记录	就诊日期	YYYY-MM-DD	v1：直接映射
2.23	门诊记录	就诊科室	文本	v1：直接映射
2.24	门诊记录	门诊医院	文本	v1：直接映射
2.25	门诊记录	门诊号	文本	v1：直接映射
2.26	门诊记录	初诊标志	是，否	v3：逻辑加工
2.27	急诊记录	就诊日期	YYYY-MM-DD	v1：直接映射
2.28	急诊记录	就诊科室	文本	v1：直接映射
2.29	急诊记录	急诊医院	文本	v1：直接映射

三、专病常规数据集

专病常规数据集包括患者现病史、既往史、个人史和月经婚育史、家族史、体格检查、中医四诊、诊断信息、实验室检查、心电图、影像学检查、手术治疗、药物治疗、中医非药物治疗、随访信息（表3～表16）。

表3　现病史

模块名称	参考标准
现病史	中华人民共和国卫生行业标准 WS445.12-2014 电子病历基本数据集 第12部分：入院记录；中华人民共和国卫生部病历书写基本规范卫医政发〔2010〕11号；Health Level Seven China（HL7中国委员会）HL 7 China CDA 规范（2013试行版）；中华医学会心电生理和起搏分会，中国医师协会心律学专业委员会，中国房颤中心联盟心房颤动防治专家工作委员会；心房颤动：目前的认识和治疗建议（2021）

序号	子模块	数据元名称	值域/数据类型	数据加工类型
3.1	现病史	发病时间	YYYY-MM-DD	v2：NLP+归一
3.2	现病史	症状	文本（心悸、乏力、胸闷、运动耐量下降、活动后气促等）	v2：NLP+归一

序号	子模块	数据元名称	值域/数据类型	数据加工类型
3.3	现病史	症状出现时间	YYYY-MM-DD	v2：NLP+归一
3.4	现病史	症状发作频率	文本	v2：NLP+归一
3.5	现病史	症状持续时间	文本	v2：NLP+归一
3.6	现病史	其他伴随症状	文本（喘憋、咳嗽、咳痰、头晕、晕厥、胃脘部不适、恶心、呕吐、反酸烧心、口干、纳差、意识不清、双下肢水肿等）	v2：NLP+归一
3.7	现病史	房颤并发症	文本	v2：NLP+归一
3.8	现病史	抗凝药物用药史	无，华法林，达比加群，利伐沙班，阿哌沙班，艾多沙班，普通肝素，低分子量肝素	v2：NLP+归一
3.9	现病史	抗血小板药物用药史	无，阿司匹林，氯吡格雷，替格瑞洛，普拉格雷	v2：NLP+归一
3.10	现病史	复律药物用药史	无，胺碘酮，普罗帕酮，伊布利特，尼非卡兰，氟卡尼，多非利特，维纳卡兰，决奈达隆，莫雷西嗪	v2：NLP+归一

序号	子模块	数据元名称	值域 / 数据类型	数据加工类型
3.11	现病史	控制心室率药物用药史	无，β 受体阻滞剂，钙通道阻滞剂，洋地黄类药物	v2：NLP+ 归一
3.12	现病史	治疗房颤相关药物	文本	v2：NLP+ 归一
3.13	现病史	临床试验用药	是，否	v3：逻辑加工
3.14	现病史	是否有治疗房颤相关手术史	是，否	v3：逻辑加工
3.15	现病史	手术名称	文本	v2：NLP+ 归一
3.16	现病史	手术频次	文本	v2：NLP+ 归一
3.17	现病史	手术方式	文本	v2：NLP+ 归一
3.18	现病史	手术时间	YYYY-MM-DD	v2：NLP+ 归一
3.19	现病史	房颤术后复发史	文本	v2：NLP+ 归一
3.20	现病史	抗凝药首次使用时间	YYYY-MM-DD	v2：NLP+ 归一

表4　既往史

模块名称	参考标准
既往史	中华人民共和国卫生行业标准 WS 445.12-2014 电子病历基本数据集第12部分：入院记录；中华人民共和国卫生部病历书写基本规范（卫医政发〔2010〕11号）

序号	子模块	数据元名称	值域/数据类型	数据加工类型
4.1	既往史	疾病名称	文本	v2：NLP+归一
4.2	既往史	既往疾病	文本	v2：NLP+归一
4.3	既往史	肝炎	是，否	v3：逻辑加工
4.4	既往史	结核	是，否	v3：逻辑加工
4.5	既往史	冠心病	是，否	v3：逻辑加工
4.6	既往史	冠心病确诊时间	YYYY-MM-DD	v2：NLP+归一
4.7	既往史	糖尿病	是，否	v3：逻辑加工
4.8	既往史	糖尿病患病确诊时间	YYYY-MM-DD	v2：NLP+归一
4.9	既往史	高血压	是，否	v3：逻辑加工
4.10	既往史	高血压患病确诊时间	YYYY-MM-DD	v2：NLP+归一
4.11	既往史	呼吸系统疾病	是，否	v3：逻辑加工
4.12	既往史	呼吸系统疾病患病确诊时间	YYYY-MM-DD	v2：NLP+归一
4.13	既往史	心血管系统疾病	是，否	v3：逻辑加工
4.14	既往史	心血管疾病患病确诊时间	YYYY-MM-DD	v2：NLP+归一

序号	子模块	数据元名称	值域 / 数据类型	数据加工类型
4.15	既往史	消化系统疾病	是，否	v3：逻辑加工
4.16	既往史	消化系统疾病患病确诊时间	YYYY-MM-DD	v2：NLP+归一
4.17	既往史	肾脏系统疾病	是，否	v3：逻辑加工
4.18	既往史	肾脏系统疾病患病确诊时间	YYYY-MM-DD	v2：NLP+归一
4.19	既往史	脑血管疾病	是，否	v3：逻辑加工
4.20	既往史	脑血管疾病患病确诊时间	YYYY-MM-DD	v2：NLP+归一
4.21	既往史	免疫系统疾病	是，否	v3：逻辑加工
4.22	既往史	免疫系统疾病患病确诊时间	YYYY-MM-DD	v2：NLP+归一
4.23	既往史	其他疾病	文本	v2：NLP+归一
4.24	既往史	输血史	是，否	v3：逻辑加工
4.25	既往史	输血反应	是，否	v3：逻辑加工
4.26	既往史	输血成分	文本	v1：直接映射
4.27	既往史	过敏史	是，否	v3：逻辑加工
4.28	既往史	过敏药物	文本	v2：NLP+归一
4.29	既往史	其他过敏物质	文本	v2：NLP+归一
4.30	既往史	用药史	文本	v2：NLP+归一
4.31	既往史	药物名称	文本	v2：NLP+归一
4.32	既往史	用药开始时间	YYYY-MM-DD	v2：NLP+归一

序号	子模块	数据元名称	值域 / 数据类型	数据加工类型
4.33	既往史	用药结束时间	YYYY-MM-DD	v2：NLP+ 归一
4.34	既往史	用药剂量	数值	v2：NLP+ 归一
4.35	既往史	用药频次	文本	v2：NLP+ 归一
4.36	既往史	手术史	是，否	v3：逻辑加工
4.37	既往史	手术名称	文本	v2：NLP+ 归一
4.38	既往史	手术时间	YYYY-MM-DD	v2：NLP+ 归一
4.39	既往史	外伤史	是，否	v3：逻辑加工
4.40	既往史	受伤时间	YYYY-MM-DD	v2：NLP+ 归一
4.41	既往史	受伤部位	文本	v2：NLP+ 归一
4.42	既往史	外伤诊断	文本	v2：NLP+ 归一

表 5　个人史和月经婚育史

模块名称	参考标准
个人史和月经婚育史	中华人民共和国卫生行业标准 WS 445.12-2014 电子病历基本数据集第 12 部分：入院记录；中华人民共和国卫生部病历书写基本规范卫医政发〔2010〕11 号

序号	子模块	数据元名称	值域 / 数据类型	数据加工类型
5.1	个人史	吸烟史	是，否	v3：逻辑加工
5.2	个人史	吸烟年龄	数值	v2：NLP+ 归一
5.3	个人史	日吸烟量（支 / 天）	数值	v2：NLP+ 归一
5.4	个人史	烟龄	数值	v2：NLP+ 归一

序号	子模块	数据元名称	值域 / 数据类型	数据加工类型
5.5	个人史	是否戒烟	是，否	v3：逻辑加工
5.6	个人史	戒烟时间	YYYY-MM-DD	v2：NLP+ 归一
5.7	个人史	被动戒烟	是，否	v3：逻辑加工
5.8	个人史	戒烟年数（年）	数值	v2：NLP+ 归一
5.9	个人史	被动吸烟年数	数值	v2：NLP+ 归一
5.10	个人史	被动吸烟量	数值	v2：NLP+ 归一
5.11	个人史	饮酒史	是，否	v3：逻辑加工
5.12	个人史	饮酒年龄	数值	v2：NLP+ 归一
5.13	个人史	日饮酒量（两 / 天）	数值	v2：NLP+ 归一
5.14	个人史	饮酒年数	数值	v2：NLP+ 归一
5.15	个人史	是否戒酒	是，否	v3：逻辑加工
5.16	个人史	戒酒年数（年）	数值	v2：NLP+ 归一
5.17	个人史	常住地	文本	v2：NLP+ 归一
5.18	个人史	毒物接触史	是，否	v3：逻辑加工
5.19	个人史	疫区接触史	是，否	v3：逻辑加工
5.20	个人史	放射性物质接触史	是，否	v3：逻辑加工
5.21	个人史	职业暴露史	是，否	v3：逻辑加工
5.22	月经婚育史	月经初潮年龄（岁）	数值	v2：NLP+ 归一

序号	子模块	数据元名称	值域 / 数据类型	数据加工类型
5.23	月经婚育史	经期最长天数（天）	数值	v2：NLP+ 归一
5.24	月经婚育史	经期最短天数（天）	数值	v2：NLP+ 归一
5.25	月经婚育史	是否痛经	是，否	v3：逻辑加工
5.26	月经婚育史	月经是否规律	是，否	v3：逻辑加工
5.27	月经婚育史	末次月经日期	数值	v2：NLP+ 归一
5.28	月经婚育史	是否绝经	是，否	v3：逻辑加工
5.29	月经婚育史	绝经年龄（岁）	数值	v2：NLP+ 归一
5.30	月经婚育史	活胎次数（次）	数值	v2：NLP+ 归一
5.31	月经婚育史	妊娠次数（次）	数值	v2：NLP+ 归一
5.32	月经婚育史	流产次数（次）	数值	v2：NLP+ 归一
5.33	月经婚育史	生育个数（个）	数值	v2：NLP+ 归一

表 6　家族史

模块名称	参考标准
家族史	中华人民共和国卫生行业标准 WS 445.12-2014 电子病历基本数据集 第 12 部分：入院记录

序号	子模块	数据元名称	值域 / 数据类型	数据加工类型
6.1	家族史	家族史	是，否	v3：逻辑加工
6.2	家族史	家族疾病名称	文本	v2：NLP+ 归一
6.3	家族史	家族疾病亲属关系	文本	v2：NLP+ 归一

13

表7 体格检查

模块名称	参考标准
体格检查	中华人民共和国卫生行业标准 WS 445.12-2014 电子病历基本数据集第 12 部分：入院记录；中华人民共和国卫生部病历书写基本规范卫医政发〔2010〕11 号；Health Level Seven China（HL7 中国委员会）HL 7 China CDA guifan（2013 试行版）

序号	子模块	数据元名称	值域 / 数据类型	数据加工类型
7.1	体格检查	身高（cm）	数值	v1：直接映射
7.2	体格检查	体重（kg）	数值	v1：直接映射
7.3	体格检查	体重指数（kg/cm^2）	数值	v1：直接映射
7.4	体格检查	体温	数值	v1：直接映射
7.5	体格检查	腰围	数值	v1：直接映射
7.6	体格检查	腹围	数值	v1：直接映射
7.7	体格检查	脉搏（次 / 分）	数值	v1：直接映射
7.8	体格检查	心率（次 / 分）	数值	v1：直接映射
7.9	体格检查	心律齐	是，否	v3：逻辑加工
7.10	体格检查	病理性心音	是，否	v3：逻辑加工
7.11	体格检查	杂音	文本	v2：NLP+ 归一
7.12	体格检查	收缩压（mmHg）	数值	v1：直接映射
7.13	体格检查	舒张压（mmHg）	数值	v1：直接映射
7.14	体格检查	检查时间	YYYY-MM-DD	v2：NLP+ 归一
7.15	体格检查	心前区有隆起	是，否	v3：逻辑加工
7.16	体格检查	心前区有凹陷	是，否	v3：逻辑加工
7.17	体格检查	心尖搏动	文本	v2：NLP+ 归一

表 8　中医四诊

模块名称	参考标准
中医四诊	中国中医药信息学会团体标准 TCIATCM 013-2019 中医电子病历基本数据集；中华人民共和国卫生行业标准 WS 445.12-2014 电子病历基本数据集第 12 部分：入院记录

序号	子模块	数据元名称	值域 / 数据类型	数据加工类型
8.1	中医四诊	神色	文本	v2：NLP+ 归一
8.2	中医四诊	形体	文本	v2：NLP+ 归一
8.3	中医四诊	语声	文本	v2：NLP+ 归一
8.4	中医四诊	气息	文本	v2：NLP+ 归一
8.5	中医四诊	舌象	文本	v2：NLP+ 归一
8.6	中医四诊	脉象	文本	v2：NLP+ 归一
8.7	中医四诊	中医局部望诊	文本	v2：NLP+ 归一
8.8	中医四诊	中医望形体	文本	v2：NLP+ 归一
8.9	中医四诊	中医闻诊	文本	v2：NLP+ 归一
8.10	中医四诊	中医问二便	文本	v2：NLP+ 归一
8.11	中医四诊	中医问饮食口味	文本	v2：NLP+ 归一

表9 诊断信息

模块名称	参考标准
诊断信息	GB/T 15657-2021 中医病证分类与代码；中华医学会心电生理和起搏分会 中国医师协会心律学专业委员会 中国房颤中心联盟心房颤动防治专家工作委员会 心房颤动：目前的认识和治疗建议（2021）；*2020 ESC Guidelines for the diagnosis and management of atrial fibrillation developed in collaboration with the European Association of Cardio-Thoracic Surgery（EACTS）*；中华人民共和国卫生行业标准 WS445.10-2014 电子病历基本数据集第11部分：中医住院病案首页；中国中医药信息学会团体标准；TCIATCM 013-2019 中医电子病历基本数据集

序号	子模块	数据元名称	值域 / 数据类型	数据加工类型
9.1	诊断信息	诊断来源	门诊 / 住院	v1：直接映射
9.2	诊断信息	中医诊断名称	文本（心悸病、胸痹心痛病、喘病）	v1：直接映射
9.3	诊断信息	中医诊断证型	文本（气阴两虚证、气虚血瘀证、痰瘀互结证、气滞血瘀证、阳虚气滞证、肝郁气滞证、气血两虚证、阳虚血瘀证、肝郁脾虚证、心脾两虚证、阴阳两虚证、肝肾阴虚证、阴虚火旺证、痰火扰心证、阳虚寒凝证、阳虚水泛证）	v1：直接映射

序号	子模块	数据元名称	值域 / 数据类型	数据加工类型
9.4	诊断信息	西医诊断名称	文本	v1：直接映射
9.5	诊断信息	房颤分类	初诊房颤、阵发性房颤，持续性房颤，长程持续性房颤，永久性房颤	v1：直接映射
9.6	诊断信息	抗凝 CHA2DS2-VASC 评分	数值	v1：直接映射
9.7	诊断信息	抗凝 CHA2DS2-VASC 评分选项	文本	v2：NLP+归一
9.8	诊断信息	出血 HAS-BLED 评分	数值	v1：直接映射
9.9	诊断信息	出血 HAS-BLED 评分选项	文本	v2：NLP+归一
9.10	诊断信息	EHRA 房颤症状评分	数值	v1：直接映射
9.11	诊断信息	EHRA 房颤症状评分选项	文本	v2：NLP+归一
9.12	诊断信息	阵发性房颤进展到持续性房颤的 HATCH 评分	数值	v1：直接映射
9.13	诊断信息	阵发性房颤进展到持续性房颤的 HATCH 评分选项	文本	v2：NLP+归一

序号	子模块	数据元名称	值域/数据类型	数据加工类型
9.14	诊断信息	门急诊中医诊断名称	文本	v1：直接映射
9.15	诊断信息	门急诊中医证型名称	文本	v1：直接映射
9.16	诊断信息	门诊西医诊断名称	文本	v1：直接映射
9.17	诊断信息	出院中医诊断名称	文本	v1：直接映射
9.18	诊断信息	出院西医诊断证型	文本	v1：直接映射
9.19	诊断信息	出院西医诊断名称-主要诊断	文本	v1：直接映射
9.20	诊断信息	出院西医诊断名称-其他诊断	文本	v1：直接映射
9.21	诊断信息	中医病因分类	文本	v2：NLP+归一
9.22	诊断信息	中医辨证方法	文本	v2：NLP+归一
9.23	诊断信息	中医治法治则	文本	v1：直接映射
9.24	诊断信息	中医基本病机	文本	v2：NLP+归一
9.25	诊断信息	中医发病类型	文本	v2：NLP+归一

序号	子模块	数据元名称	值域/数据类型	数据加工类型
9.26	诊断信息	中医发病形式	文本	v2：NLP+归一
9.27	诊断信息	发病节气	文本	v1：直接映射

表 10　实验室检查

模块名称	参考标准
实验室检查	中华人民共和国卫生行业标准 WS445.4-2014 电子病历基本数据第 4 部分：检查检验记录；检验方法与项目名称遵循 Loinc 标准

序号	子模块	数据元名称	值域/数据类型	数据加工类型
10.1	实验室检验	检验时间	YYYY-MM-DD	v1：直接映射
10.2	实验室检验	检验项目名称	文本	v1：直接映射
10.3	血气分析	pH 值［pH］	数值	v1：直接映射
10.4	血气分析	标准碳酸氢盐［$cHCO_3st$］	数值	v1：直接映射
10.5	血气分析	氧分压［PO_2］	数值	v1：直接映射
10.6	血气分析	氧饱和度［SO_2］	数值	v1：直接映射

序号	子模块	数据元名称	值域/数据类型	数据加工类型
10.7	血气分析	血红蛋白［tHb］	数值	v1：直接映射
10.8	血气分析	氧合血红蛋白［O_2Hb］	数值	v1：直接映射
10.9	血气分析	碳氧血红蛋白［COHb］	数值	v1：直接映射
10.10	血气分析	去氧血红蛋白［HHb］	数值	v1：直接映射
10.11	血气分析	高铁血红蛋白［MetHb］	数值	v1：直接映射
10.12	血气分析	剩余碱［BE］	数值	v1：直接映射
10.13	血气分析	细胞外剩余碱［BEecf］	数值	v1：直接映射
10.14	血气分析	缓冲碱［BB］	数值	v1：直接映射
10.15	血气分析	碳酸氢盐［$cHCO_3$］	数值	v1：直接映射
10.16	血气分析	二氧化碳的总浓度［$ctCO_2（B）$］	数值	v1：直接映射
10.17	血气分析	动脉静脉氧张力比［$AaDO_2$］	数值	v1：直接映射
10.18	血气分析	氢离子浓度［H^+］	数值	v1：直接映射

序号	子模块	数据元名称	值域 / 数据类型	数据加工类型
10.19	血气分析	标准 pH 值［pHst］	数值	v1：直接映射
10.20	血气分析	二氧化碳分压［PCO₂］	数值	v1：直接映射
10.21	全血细胞分析 +CRP	中性粒细胞比率［NEUT%］	数值	v1：直接映射
10.22	全血细胞分析 +CRP	血小板比容［PCT］	数值	v1：直接映射
10.23	全血细胞分析 +CRP	大型血小板比率［P-LCR］	数值	v1：直接映射
10.24	全血细胞分析 +CRP	白细胞［WBC］	数值	v1：直接映射
10.25	全血细胞分析 +CRP	红细胞［RBC］	数值	v1：直接映射
10.26	全血细胞分析 +CRP	血红蛋白［HGB］	数值	v1：直接映射
10.27	全血细胞分析 +CRP	红细胞压积［HCT］	数值	v1：直接映射
10.28	全血细胞分析 +CRP	红细胞平均体积［MCV］	数值	v1：直接映射
10.29	全血细胞分析 +CRP	平均血红蛋白含量［MCH］	数值	v1：直接映射
10.30	全血细胞分析 +CRP	平均血红蛋白浓度［MCHC］	数值	v1：直接映射

序号	子模块	数据元名称	值域/数据类型	数据加工类型
10.31	全血细胞分析+CRP	血小板［PLT］	数值	v1：直接映射
10.32	全血细胞分析+CRP	淋巴细胞比率［LYMPH%］	数值	v1：直接映射
10.33	全血细胞分析+CRP	单核细胞比率［MONO%］	数值	v1：直接映射
10.34	全血细胞分析+CRP	C反应蛋白［CRP］	数值	v1：直接映射
10.35	全血细胞分析+CRP	嗜酸性粒细胞比率［EO%］	数值	v1：直接映射
10.36	全血细胞分析+CRP	嗜碱性粒细胞比率［BASO%］	数值	v1：直接映射
10.37	全血细胞分析+CRP	淋巴细胞数量［LYMPH#］	数值	v1：直接映射
10.38	全血细胞分析+CRP	单核细胞数量［MONO#］	数值	v1：直接映射
10.39	全血细胞分析+CRP	中性粒细胞数量［NEUT#］	数值	v1：直接映射
10.40	全血细胞分析+CRP	嗜酸性粒细胞数量［EO#］	数值	v1：直接映射
10.41	全血细胞分析+CRP	嗜碱性粒细胞数量［BASO#］	数值	v1：直接映射
10.42	全血细胞分析+CRP	红细胞分布宽度SD［RDW-SD］	数值	v1：直接映射

序号	子模块	数据元名称	值域/数据类型	数据加工类型
10.43	全血细胞分析+CRP	红细胞分布宽度 CV［RDW-CV］	数值	v1：直接映射
10.44	全血细胞分析+CRP	血小板分布宽度［PDW］	数值	v1：直接映射
10.45	全血细胞分析+CRP	平均血小板体积［MPV］	数值	v1：直接映射
10.46	血型鉴定	Rh（D）血型［Rh（D）］	阴性，阳性	v1：直接映射
10.47	血型鉴定	ABO血型反定型［ABOFBG］	A，B，O，AB	v1：直接映射
10.48	血型鉴定	ABO血型正定型［ABOBG］	A，B，O，AB	v1：直接映射
10.49	糖化血红蛋白（HbA1c）测定	糖化血红蛋白（LPHC）［HbA1c］	数值	v1：直接映射
10.50	心梗六项	乳酸脱氢酶（LD）	数值	v1：直接映射
10.51	心梗六项	乳酸脱氢酶同工酶	数值	v1：直接映射
10.52	心梗六项	肌酸激酶（CK）	数值	v1：直接映射
10.53	心梗六项	肌酸激酶-MB同工酶质量（CK-MBmass）	数值	v1：直接映射
10.54	心梗六项	肌红蛋白（Mb）	数值	v1：直接映射

续表

序号	子模块	数据元名称	值域/数据类型	数据加工类型
10.55	心梗六项	肌钙蛋白 I（TnI）	数值	v1：直接映射
10.56	N 端 -B 型钠尿肽前体（NT-ProBNP）测定	N 端 -B 型钠尿肽前体（NT-ProBNP）测定	数值	v1：直接映射
10.57	生化急诊	β - 羟基丁酸［β-HB］	数值	v1：直接映射
10.58	生化急诊	全血肌钙蛋白 I［CTNI］	数值	v1：直接映射
10.59	生化急诊	葡萄糖［*GLU］	数值	v1：直接映射
10.60	生化急诊	尿素［UREA］	数值	v1：直接映射
10.61	生化急诊	肌酐（酶法）［Cr］	数值	v1：直接映射
10.62	生化急诊	碳酸氢盐［HCO_3］	数值	v1：直接映射
10.63	生化急诊	尿酸［UA］	数值	v1：直接映射
10.64	生化急诊	谷丙转氨酶［ALT］	数值	v1：直接映射
10.65	生化急诊	谷草转氨酶［AST］	数值	v1：直接映射
10.66	生化急诊	谷草 / 谷丙［AST/ALT］	数值	v1：直接映射

序号	子模块	数据元名称	值域/数据类型	数据加工类型
10.67	生化急诊	总蛋白［TP］	数值	v1：直接映射
10.68	生化急诊	白蛋白（溴甲酚绿法）［ALB］	数值	v1：直接映射
10.69	生化急诊	球蛋白［GLB］	数值	v1：直接映射
10.70	生化急诊	白球比［A/G］	数值	v1：直接映射
10.71	生化急诊	总胆红素［TBIL］	数值	v1：直接映射
10.72	生化急诊	直接胆红素［DBIL］	数值	v1：直接映射
10.73	生化急诊	间接胆红素［IDBIL］	数值	v1：直接映射
10.74	生化急诊	淀粉酶［a-AMY］	数值	v1：直接映射
10.75	生化急诊	钾［K^+］	数值	v1：直接映射
10.76	生化急诊	钠［Na^+］	数值	v1：直接映射
10.77	生化急诊	氯［Cl^+］	数值	v1：直接映射
10.78	生化急诊	钙［Ca^+］	数值	v1：直接映射

序号	子模块	数据元名称	值域/数据类型	数据加工类型
10.79	生化急诊	磷［P⁺］	数值	v1：直接映射
10.80	生化急诊	脂肪酶［P-LPS1］	数值	v1：直接映射
10.81	生化急诊	镁［Mg^+］	数值	v1：直接映射
10.82	生化急诊	乳酸［LC］	数值	v1：直接映射
10.83	生化急诊	β-羟基丁酸［β-HB］	数值	v1：直接映射
10.84	尿常规检查	白细胞（高倍视野）［WBC-M］	数值	v1：直接映射
10.85	尿常规检查	上皮细胞（高倍视野）［EC-M］	数值	v1：直接映射
10.86	尿常规检查	比重［SG］	数值	v1：直接映射
10.87	尿常规检查	酸碱度［PH］	数值	v1：直接映射
10.88	尿常规检查	白细胞［LEU］	数值	v1：直接映射
10.89	尿常规检查	亚硝酸盐［NIT］	数值	v1：直接映射
10.90	尿常规检查	尿蛋白［PRO］	数值	v1：直接映射

序号	子模块	数据元名称	值域/数据类型	数据加工类型
10.91	尿常规检查	尿葡萄糖［GLU］	数值	v1：直接映射
10.92	尿常规检查	酮体［KET］	数值	v1：直接映射
10.93	尿常规检查	尿胆原［UBG］	数值	v1：直接映射
10.94	尿常规检查	尿胆红素［BIL］	数值	v1：直接映射
10.95	尿常规检查	潜血［ERY］	数值	v1：直接映射
10.96	尿常规检查	颜色［COL］	数值	v1：直接映射
10.97	尿常规检查	混浊度［CLA］	数值	v1：直接映射
10.98	尿常规检查	红细胞［RBC］	数值	v1：直接映射
10.99	尿常规检查	白细胞［WBC］	数值	v1：直接映射
10.100	尿常规检查	上皮细胞［EC］	数值	v1：直接映射
10.101	尿常规检查	细菌计数［BACT］	数值	v1：直接映射
10.102	尿常规检查	结晶［X′TAL］	数值	v1：直接映射

序号	子模块	数据元名称	值域/数据类型	数据加工类型
10.103	尿常规检查	酵母菌〔YLC〕	数值	v1：直接映射
10.104	尿常规检查	电导率〔Cond.〕	数值	v1：直接映射
10.105	尿常规检查	黏液丝〔MUCUS〕	数值	v1：直接映射
10.106	尿常规检查	管型〔CAST-M〕	数值	v1：直接映射
10.107	尿常规检查	病理管型〔P.CAST〕	数值	v1：直接映射
10.108	尿常规检查	溶解红细胞〔Lysed-RBC〕	数值	v1：直接映射
10.109	尿常规检查	未溶解红细胞〔nlrbc〕	数值	v1：直接映射
10.110	尿常规检查	鳞状上皮〔squa.ec〕	数值	v1：直接映射
10.111	尿常规检查	非鳞状上皮〔non sec〕	数值	v1：直接映射
10.112	尿常规检查	小圆上皮细胞〔SRC〕	数值	v1：直接映射
10.113	尿常规检查	红细胞（高倍视野）〔RBC-M〕	数值	v1：直接映射
10.114	粪便常规检查	淀粉颗粒〔DFKL〕	数值	v1：直接映射

序号	子模块	数据元名称	值域/数据类型	数据加工类型
10.115	粪便常规检查	脂肪滴〔ZFD〕	数值	v1：直接映射
10.116	粪便常规检查	颜色〔B-colour〕	数值	v1：直接映射
10.117	粪便常规检查	性状〔B-XZ〕	数值	v1：直接映射
10.118	粪便常规检查	白细胞〔B_WBC〕	数值	v1：直接映射
10.119	粪便常规检查	红细胞〔B_RBC〕	数值	v1：直接映射
10.120	粪便常规检查	虫卵〔B_CL〕	数值	v1：直接映射
10.121	粪便常规检查	原虫〔B_YC〕	数值	v1：直接映射
10.122	粪便常规检查	潜血试验〔B_TX〕	数值	v1：直接映射
10.123	甲状腺检查	游离 T_3〔FT3〕	数值	v1：直接映射
10.124	甲状腺检查	促甲状腺激素〔TSH〕	数值	v1：直接映射
10.125	甲状腺检查	游离 T_4〔FT4〕	数值	v1：直接映射
10.126	甲状腺检查	三碘甲状腺原氨酸〔TT3〕	数值	v1：直接映射

序号	子模块	数据元名称	值域/数据类型	数据加工类型
10.127	甲状腺检查	甲状腺激素［TT4］	数值	v1：直接映射
10.128	甲状腺检查	甲状腺球蛋白自身抗体［TGAb］	数值	v1：直接映射
10.129	甲状腺检查	甲状腺过氧化物酶抗体［TPOAb］	数值	v1：直接映射
10.130	甲状腺检查	促甲状腺素受体抗体［TRAb］	数值	v1：直接映射
10.131	人免疫缺陷病毒抗体（抗 HIV）测定	人免疫缺陷病毒（抗原+抗体）［HIV（Ag+Ab）］	数值	v1：直接映射
10.132	梅毒快速血浆反应素试验	梅毒快速血浆反应素试验	阴性，阳性	v1：直接映射
10.133	梅毒螺旋体抗体（抗 TP）测定	梅毒螺旋体特异抗体测定	数值	v1：直接映射
10.134	肝炎病毒系列	戊型肝炎 IgM 抗体［HEV-IgM］	数值	v1：直接映射
10.135	肝炎病毒系列	甲型肝炎 IgM 抗体［HAV-IgM］	数值	v1：直接映射
10.136	肝炎病毒系列	丙肝（抗 -HCV）［anti-HCV］	数值	v1：直接映射

序号	子模块	数据元名称	值域/数据类型	数据加工类型
10.137	肝炎病毒系列	乙肝核心抗体［anti-HBc］	数值	v1：直接映射
10.138	肝炎病毒系列	乙肝 e 抗体［anti-HBe］	数值	v1：直接映射
10.139	肝炎病毒系列	乙肝 e 抗原［HBeAg］	数值	v1：直接映射
10.140	肝炎病毒系列	乙肝表面抗体［anti-HBs］	数值	v1：直接映射
10.141	肝炎病毒系列	乙肝表面抗原［*HBsAg］	数值	v1：直接映射
10.142	肝炎病毒系列	戊型肝炎 IgM 抗体定性［HEV-IgM］	阴性，阳性	v1：直接映射
10.143	肝炎病毒系列	甲型肝炎 IgM 抗体定性［HAV-IgM］	阴性，阳性	v1：直接映射
10.144	肝炎病毒系列	丙肝（抗 -HCV）定性［anti-HCV］	阴性，阳性	v1：直接映射
10.145	肝炎病毒系列	乙肝核心抗体定性［anti-HBc］	阴性，阳性	v1：直接映射
10.146	肝炎病毒系列	乙肝 e 抗体定性［anti-HBe］	阴性，阳性	v1：直接映射
10.147	肝炎病毒系列	乙肝 e 抗原定性［HBeAg］	阴性，阳性	v1：直接映射
10.148	肝炎病毒系列	乙肝表面抗体定性［anti-HBs］	阴性，阳性	v1：直接映射

序号	子模块	数据元名称	值域 / 数据类型	数据加工类型
10.149	肝炎病毒系列	乙肝表面抗原定性〔HBsAg〕	阴性，阳性	v1：直接映射
10.150	凝血七项	凝血酶原时间〔PT〕	数值	v1：直接映射
10.151	凝血七项	凝血酶原时间活动度〔PT%〕	数值	v1：直接映射
10.152	凝血七项	凝血酶原时间国际标准化比值（PT）〔INR〕	数值	v1：直接映射
10.153	凝血七项	活化部分凝血活酶时间〔APTT〕	数值	v1：直接映射
10.154	凝血七项	抗凝血酶Ⅲ活性〔AT-Ⅲ〕	数值	v1：直接映射
10.155	凝血七项	凝血酶时间〔TT〕	数值	v1：直接映射
10.156	凝血七项	纤维蛋白原降解产物〔FDP〕	数值	v1：直接映射
10.157	凝血七项	D二聚体定量〔D-Dimer〕	数值	v1：直接映射
10.158	凝血七项	纤维蛋白原〔FIB〕	数值	v1：直接映射
10.159	生化全项	全血肌钙蛋白Ⅰ〔CTNⅠ〕	数值	v1：直接映射
10.160	生化全项	极低密度脂蛋白〔VLDL〕	数值	v1：直接映射

序号	子模块	数据元名称	值域/数据类型	数据加工类型
10.161	生化全项	葡萄糖［GLU］	数值	v1：直接映射
10.162	生化全项	尿素［UREA］	数值	v1：直接映射
10.163	生化全项	肌酐（酶法）［Cr］	数值	v1：直接映射
10.164	生化全项	碳酸氢盐［HCO_3］	数值	v1：直接映射
10.165	生化全项	尿酸［UA］	数值	v1：直接映射
10.166	生化全项	谷丙转氨酶［ALT］	数值	v1：直接映射
10.167	生化全项	谷草转氨酶［AST］	数值	v1：直接映射
10.168	生化全项	谷草/谷丙［AST/ALT］	数值	v1：直接映射
10.169	生化全项	肌酸激酶［CK］	数值	v1：直接映射
10.170	生化全项	肌酸酶同工酶［CK-MB］	数值	v1：直接映射
10.171	生化全项	乳酸脱氢酶［LDH］	数值	v1：直接映射
10.172	生化全项	总蛋白［TP］	数值	v1：直接映射

序号	子模块	数据元名称	值域/数据类型	数据加工类型
10.173	生化全项	白蛋白（溴甲酚绿法）［ALB］	数值	v1：直接映射
10.174	生化全项	球蛋白［GLB］	数值	v1：直接映射
10.175	生化全项	白球比［A/G］	数值	v1：直接映射
10.176	生化全项	总胆汁酸［TBA］	数值	v1：直接映射
10.177	生化全项	前白蛋白［PA］	数值	v1：直接映射
10.178	生化全项	总胆固醇［CHO］	数值	v1：直接映射
10.179	生化全项	甘油三酯［TG］	数值	v1：直接映射
10.180	生化全项	高密度脂蛋白［HDL-C］	数值	v1：直接映射
10.181	生化全项	低密度脂蛋白［LDL-C］	数值	v1：直接映射
10.182	生化全项	载脂蛋白A1［ApoA1］	数值	v1：直接映射
10.183	生化全项	载脂蛋白B［ApoB］	数值	v1：直接映射
10.184	生化全项	脂蛋白（a）［Lp（a）］	数值	v1：直接映射

序号	子模块	数据元名称	值域/数据类型	数据加工类型
10.185	生化全项	碱性磷酸酶［ALP］	数值	v1：直接映射
10.186	生化全项	转肽酶［γ-GT］	数值	v1：直接映射
10.187	生化全项	总胆红素［TBIL］	数值	v1：直接映射
10.188	生化全项	直接胆红素［DBIL］	数值	v1：直接映射
10.189	生化全项	间接胆红素［IDBIL］	数值	v1：直接映射
10.190	生化全项	钾［K^+］	数值	v1：直接映射
10.191	生化全项	钠［Na^+］	数值	v1：直接映射
10.192	生化全项	氯［Cl^+］	数值	v1：直接映射
10.193	生化全项	钙［Ca^+］	数值	v1：直接映射
10.194	生化全项	磷［P^+］	数值	v1：直接映射
10.195	生化全项	血清唾液酸［TSA］	数值	v1：直接映射
10.196	生化全项	胆碱酯酶［CHE］	数值	v1：直接映射

序号	子模块	数据元名称	值域/数据类型	数据加工类型
10.197	生化全项	镁［Mg$^+$］	数值	v1：直接映射
10.198	生化全项	甘胆酸［CG］	数值	v1：直接映射
10.199	胰岛功能	空腹胰岛素［IRI0］	数值	v1：直接映射
10.200	胰岛功能	空腹C-肽［CpS0］	数值	v1：直接映射

表11　心电图

模块名称	参考标准
心电图	中华人民共和国卫生行业标准 WS445.4-2014 电子病历基本数据第4部分：检查检验记录；中华医学会心电生理和起搏分会 中国医师协会心律学专业委员会 中国房颤中心联盟心房颤动防治专家工作委员会 心房颤动：目前的认识和治疗建议（2021）；*2020 ESC Guidelines for the diagnosis and management of atrial fibrillation developed in collaboration with the European Association of Cardio-Thoracic Surgery（EACTS）*

序号	子模块	数据元名称	值域/数据类型	数据加工类型
11.1	心电图	检查日期	YYYY-MM-DD	v1：直接映射
11.2	心电图	检查所见	文本	v1：直接映射

序号	子模块	数据元名称	值域／数据类型	数据加工类型
11.3	心电图	心率（次／分）	数值	v1：直接映射
11.4	心电图	RR（ms）	数值	v1：直接映射
11.5	心电图	PR（ms）	数值	v1：直接映射
11.6	心电图	QRS（ms）	数值	v1：直接映射
11.7	心电图	QTc 间期（ms）	数值	v1：直接映射
11.8	心电图	QT（ms）	数值	v1：直接映射
11.9	心电图	检查结论	文本	v1：直接映射
11.10	动态心电图	检查日期	YYYY-MM-DD	v1：直接映射
11.11	动态心电图	检查所见	文本	v1：直接映射
11.12	动态心电图	平均心率	数值	v1：直接映射
11.13	动态心电图	最慢心率	数值	v1：直接映射
11.14	动态心电图	最快心率	数值	v1：直接映射
11.15	动态心电图	心动过缓阵数	数值	v1：直接映射
11.16	动态心电图	窦性心动过缓最长心搏数	数值	v1：直接映射
11.17	动态心电图	RR 间期＞2.0s（次）	数值	v1：直接映射
11.18	动态心电图	最长（s）	数值	v1：直接映射
11.19	动态心电图	长 RR 间期（ms）	数值	v1：直接映射
11.20	动态心电图	室性心搏总数	数值	v1：直接映射

序号	子模块	数据元名称	值域/数据类型	数据加工类型
11.21	动态心电图	室性期前收缩形态数	数值	v1：直接映射
11.22	动态心电图	单个室性期前收缩	数值	v1：直接映射
11.23	动态心电图	室性二联律	数值	v1：直接映射
11.24	动态心电图	室性三联律	数值	v1：直接映射
11.25	动态心电图	成对室性期前收缩	数值	v1：直接映射
11.26	动态心电图	平均每小时室性期前收缩	数值	v1：直接映射
11.27	动态心电图	室速（次）	数值	v1：直接映射
11.28	动态心电图	室速最快心率	数值	v1：直接映射
11.29	动态心电图	最长室速（秒）	数值	v1：直接映射
11.30	动态心电图	一小时最多室性期前收缩	数值	v1：直接映射
11.31	动态心电图	室上性心搏总数	数值	v1：直接映射
11.32	动态心电图	单个室上性期前收缩	数值	v1：直接映射
11.33	动态心电图	成对室上性期前收缩	数值	v1：直接映射
11.34	动态心电图	房颤	数值	v1：直接映射
11.35	动态心电图	房扑	数值	v1：直接映射
11.36	动态心电图	室上性二联律	数值	v1：直接映射

序号	子模块	数据元名称	值域 / 数据类型	数据加工类型
11.37	动态心电图	室上性三联律	数值	v1：直接映射
11.38	动态心电图	平均每小时室上性期前收缩次数	数值	v1：直接映射
11.39	动态心电图	室上速（次）	数值	v1：直接映射
11.40	动态心电图	室上速最快心率	数值	v1：直接映射
11.41	动态心电图	最长室上速（秒）	数值	v1：直接映射
11.42	动态心电图	一小时最多室上性期前收缩	数值	v1：直接映射
11.43	动态心电图	PNN50	数值	v1：直接映射
11.44	动态心电图	SDNN	数值	v1：直接映射
11.45	动态心电图	RMSSD	数值	v1：直接映射
11.46	动态心电图	SDANN	数值	v1：直接映射
11.47	动态心电图	SDSD	数值	v1：直接映射
11.48	动态心电图	HRV 三角指数	数值	v1：直接映射
11.49	动态心电图	报告结论	文本	v1：直接映射

表12 影像学检查

模块名称	参考标准
影像学检查	中华人民共和国国家标准 GB/T 10112-1999 术语工作原则与方法；中华医学会心电生理和起搏分会 中国医师协会心律学专业委员会 中国房颤中心联盟心房颤动防治专家工作委员会 心房颤动：目前的认识和治疗 建议（2021）；*2020 ESC Guidelines for the diagnosis and management of atrial fibrillation developed in collaboration with the European Association of Cardio-Thoracic Surgery*（*EACTS*）

序号	子模块	数据元名称	值域/数据类型	数据加工类型
12.1	超声心动图	检查名称	文本	v1：直接映射
12.2	超声心动图	检查结果描述	文本	v1：直接映射
12.3	超声心动图	检查时间	YYYY-MM-DD	v1：直接映射
12.4	超声心动图	主动脉窦部内径	数值	v2：NLP+归一
12.5	超声心动图	左室舒张末内径	数值	v2：NLP+归一
12.6	超声心动图	升主动脉内径	数值	v2：NLP+归一
12.7	超声心动图	室间隔舒张末厚度	数值	v2：NLP+归一
12.8	超声心动图	左房前后径	数值	v2：NLP+归一
12.9	超声心动图	左室后壁舒张末厚度	数值	v2：NLP+归一
12.10	超声心动图	右室前后径	数值	v2：NLP+归一

序号	子模块	数据元名称	值域/数据类型	数据加工类型
12.11	超声心动图	主肺动脉内径	数值	v2：NLP+归一
12.12	超声心动图	左房前后径	数值	v2：NLP+归一
12.13	超声心动图	右房左右径	数值	v2：NLP+归一
12.14	超声心动图	左房上下径	数值	v2：NLP+归一
12.15	超声心动图	右房左右径	数值	v2：NLP+归一
12.16	超声心动图	右房前后径	数值	v2：NLP+归一
12.17	超声心动图	左房容积	数值	v2：NLP+归一
12.18	超声心动图	肺动脉收缩压	数值	v2：NLP+归一
12.19	超声心动图	TAPSE	数值	v2：NLP+归一
12.20	超声心动图	EF（%）	数值	v2：NLP+归一
12.21	超声心动图	FS（%）	数值	v2：NLP+归一
12.22	超声心动图	二尖瓣口流速单峰	数值	v2：NLP+归一
12.23	超声心动图	肺动脉最大流速	数值	v2：NLP+归一
12.24	超声心动图	二尖瓣口流速 E 峰	数值	v2：NLP+归一
12.25	超声心动图	A 峰	数值	v2：NLP+归一
12.26	超声心动图	二尖瓣环运动速度 e 峰	数值	v2：NLP+归一
12.27	超声心动图	a 峰	数值	v2：NLP+归一
12.28	超声心动图	主动脉最大流速	数值	v2：NLP+归一
12.29	超声心动图	其他	数值	v2：NLP+归一
12.30	超声心动图	检查结论	文本	v1：直接映射

序号	子模块	数据元名称	值域/数据类型	数据加工类型
12.31	上肢血管超声	检查所见	文本	v1：直接映射
12.32	下肢血管超声	检查结论	文本	v1：直接映射
12.33	下肢血管超声	检查所见	文本	v1：直接映射
12.34	脑血管超声	检查结论	文本	v1：直接映射
12.35	脑血管超声	检查所见	文本	v1：直接映射
12.36	颈动脉超声	检查结论	文本	v1：直接映射
12.37	颈动脉超声	检查所见	文本	v1：直接映射
12.38	胸部超声	检查结论	文本	v1：直接映射
12.39	胸部超声	检查所见	文本	v1：直接映射
12.40	腹部超声	检查结论	文本	v1：直接映射
12.41	腹部超声	检查所见	文本	v1：直接映射
12.42	胸部CT	检查结论	文本	v1：直接映射
12.43	胸部CT	检查所见	文本	v1：直接映射
12.44	X线检查	检查结论	文本	v1：直接映射
12.45	X线检查	检查所见	文本	v1：直接映射
12.46	MRI	检查结论	文本	v1：直接映射
12.47	MRI	检查所见	文本	v1：直接映射
12.48	CMRI	检查名称	文本	v1：直接映射
12.49	其他检查	检查结论	文本	v1：直接映射
12.50	其他检查	检查所见	文本	v1：直接映射

表 13　手术治疗

模块名称	参考标准
手术治疗	中华医学会心电生理和起搏分会 中国医师协会心律学专业委员会 中国房颤中心联盟心房颤动防治专家工作委员会 心房颤动：目前的认识和治疗建 议 (2021)；*2020 ESC Guidelines for the diagnosis and management of atrial fibrillation developed in collaboration with the European Association of Cardio-Thoracic Surgery (EACTS)*

序号	子模块	数据元名称	值域 / 数据类型	数据加工类型
13.1	手术治疗	手术名称	文本	v1：直接映射
13.2	手术治疗	手术时间	YYYY-MM-DD	v1：直接映射
13.3	手术治疗	导管射频消融术	是，否	v3：逻辑加工
13.4	手术治疗	导管射频消融术术式	文本（环肺静脉电隔 离 CPVI、CPVI 基础上联合线性消融、非肺静脉触发灶消融、基质标测消融、碎裂电位消融、转子标测消融、神经节消融、Mashall 静脉无水酒精消融）	v2：NLP+归一

序号	子模块	数据元名称	值域 / 数据类型	数据加工类型
13.5	手术治疗	导管射频消融术时间	YYYY-MM-DD	v2：NLP+ 归一
13.6	手术治疗	导管射频消融术次数	数值	v2：NLP+ 归一
13.7	手术治疗	冷冻球囊消融术	是，否	v3：逻辑加工
13.8	手术治疗	冷冻球囊消融术术式	文本（肺静脉隔离PVI、左心房顶部线消融、左心房后壁隔离、非肺静脉触发灶消融）	v2：NLP+ 归一
13.9	手术治疗	冷冻球囊消融术时间	YYYY-MM-DD	v2：NLP+ 归一
13.10	手术治疗	冷冻球囊消融术次数	数值	v2：NLP+ 归一
13.11	手术治疗	全胸腔镜微创外科房颤射频消融术	是，否	v3：逻辑加工
13.12	手术治疗	全胸腔镜微创外科房颤射频消融术术式	文本（肺静脉隔离PVI、左心房顶部线消融、左心房后壁隔离、非肺静脉触发灶消融）	v2：NLP+ 归一

序号	子模块	数据元名称	值域 / 数据类型	数据加工类型
13.13	手术治疗	全胸腔镜微创外科房颤射频消融术时间	YYYY-MM-DD	v2：NLP+ 归一
13.14	手术治疗	全胸腔镜微创外科房颤射频消融术次数	数值	v2：NLP+ 归一
13.15	手术治疗	肺静脉钳夹消融	是，否	v3：逻辑加工
13.16	手术治疗	肺静脉钳夹消融术式	文本（肺静脉隔离PVI、左心房顶部线消融、左心房后壁隔离、非肺静脉触发灶消融）	v2：NLP+ 归一
13.17	手术治疗	肺静脉钳夹消融时间	YYYY-MM-DD	v2：NLP+ 归一
13.18	手术治疗	肺静脉钳夹消融次数	数值	v2：NLP+ 归一
13.19	手术治疗	电复律	是，否	v3：逻辑加工
13.10	手术治疗	电复律时间	YYYY-MM-DD	v2：NLP+ 归一
13.20	手术治疗	电复律类型	文本	v2：NLP+ 归一
13.21	手术治疗	电复律能量	数值	v2：NLP+ 归一

序号	子模块	数据元名称	值域 / 数据类型	数据加工类型
13.22	手术治疗	电复律次数	数值	v2：NLP+归一
13.23	手术治疗	左心耳封堵术	是，否	v3：逻辑加工
13.24	手术治疗	左心耳封堵术时间	YYYY-MM-DD	v1：直接映射
13.25	手术治疗	左心耳封堵术次数	数值	v1：直接映射
13.26	手术治疗	起搏器植入术	是，否	v3：逻辑加工
13.27	手术治疗	起搏器植入术时间	YYYY-MM-DD	v2：NLP+归一
13.28	手术治疗	起搏器植入术次数	数值	v2：NLP+归一
13.29	手术治疗	迷宫手术	是，否	v3：逻辑加工
13.30	手术治疗	迷宫手术时间	YYYY-MM-DD	v2：NLP+归一
13.31	手术治疗	迷宫手术次数	数值	v2：NLP+归一
13.32	手术治疗	外科手术	是，否	v3：逻辑加工
13.33	手术治疗	外科手术术式	文本（左心房隔离术、走廊手术、心房横断术到迷宫Ⅰ、Ⅱ、Ⅲ、Ⅳ型手术）	v2：NLP+归一

序号	子模块	数据元名称	值域 / 数据类型	数据加工类型
13.34	手术治疗	外科手术时间	YYYY-MM-DD	v1：直接映射
13.35	手术治疗	外科手术次数	数值	v1：直接映射
13.36	手术治疗	房颤杂交消融手术	是，否	v3：逻辑加工
13.37	手术治疗	房颤杂交消融手术时间	YYYY-MM-DD	v1：直接映射
13.38	手术治疗	房颤杂交消融手术次数	数值	v1：直接映射

表 14 药物治疗

模块名称	参考标准
药物治疗	中华医学会心电生理和起搏分会 中国医师协会心律学专业委员会 中国房颤中心联盟心房颤动防治专家工作委员会 心房颤动：目前的认识和治疗建议（2021）；*2020 ESC Guidelines for the diagnosis and management of atrial fibrillation developed in collaboration with the European Association of Cardio-Thoracic Surgery (EACTS)*；中国中医药信息学会团体标准 TCIATCM 013-2019 中医电子病历基本数据集

序号	子模块	数据元名称	值域 / 数据类型	数据加工类型
14.1	药物治疗	治疗方式	西医治疗，中医治疗，两者兼有	v1：直接映射
14.2	西医治疗	药物名称	文本	v2：NLP+归一
14.3	西医治疗	抗凝药物	华法林，达比加群酯，利伐沙班，阿哌沙班，艾多沙班	v2：NLP+归一
14.4	西医治疗	抗血小板药物	阿司匹林，氯吡格雷，替格瑞洛	v2：NLP+归一
14.5	西医治疗	复律药物	普罗帕酮，胺碘酮，伊布利特，尼非卡兰，氟卡尼，多菲利特，维纳卡兰	v2：NLP+归一
14.6	西医治疗	控制心室率药物	β受体阻滞剂（酒石酸美托洛尔、琥珀酸美托洛尔、阿替洛尔、艾司洛尔、普萘洛尔、纳多洛尔、卡维地洛、比索洛尔）	v2：NLP+归一
14.7	西医治疗	控制心室率药物	非二氢吡啶类钙离子拮抗剂（维拉帕米、地尔硫卓）	v2：NLP+归一
14.8	西医治疗	控制心室率药物	洋地黄类（地高辛、去乙酰毛花苷）	v2：NLP+归一
14.9	西医治疗	控制心室率药物	其他	v2：NLP+归一
14.10	西医治疗	药物类型	文本	v2：NLP+归一

序号	子模块	数据元名称	值域 / 数据类型	数据加工类型
14.11	西医治疗	开始时间	YYYY-MM-DD	v2：NLP+ 归一
14.12	西医治疗	结束时间	YYYY-MM-DD	v2：NLP+ 归一
14.13	西医治疗	用药时程	数值	v2：NLP+ 归一
14.14	西医治疗	给药途径	口服，肌内注射，静脉注射，静脉冲入，动脉直射，腔内注射，皮下注射	v1：直接映射
14.15	西医治疗	用药频次	数值	v2：NLP+ 归一
14.16	西医治疗	单次剂量值	数值	v2：NLP+ 归一
14.17	西医治疗	剂量单位	文本	v2：NLP+ 归一
14.18	西医治疗	治疗房颤药数量	数值	v2：NLP+ 归一
14.19	中医治疗	药物类型	文本	v2：NLP+ 归一
14.20	中医治疗	开始时间	YYYY-MM-DD	v2：NLP+ 归一
14.21	中医治疗	结束时间	YYYY-MM-DD	v2：NLP+ 归一
14.22	中医治疗	中成药	稳心颗粒，参松养心胶囊，护心胶囊，定心颗粒，健心平律丸，天王补心丹，温胆宁心，丹蒌片，柏子养心丸，其他	v2：NLP+ 归一

序号	子模块	数据元名称	值域 / 数据类型	数据加工类型
14.23	中医治疗	中药	茯苓，桂枝，麦冬，法半夏，丹参，炒酸枣仁，生黄芪，当归，醋五味子，生牡蛎，蜜甘草，白芍，生地黄，甘松，生龙骨，党参，太子参，陈皮，人参片，甘草，麸炒枳实，黄连，瓜蒌，柴胡，干姜，生白术，玄参，苦参，姜厚朴，麸炒白术，川芎，赤芍，大枣，泽泻，郁金，黄芩，制远志，石菖蒲，柏子仁，薤白，其他	v2：NLP+ 归一
14.24	中医治疗	用药时程	数值	v2：NLP+ 归一
14.25	中医治疗	给药途径	口服，外用，静脉注射	v1：直接映射
14.26	中医治疗	用药频次	数值	v2：NLP+ 归一
14.27	中医治疗	单次剂量值	数值	v2：NLP+ 归一
14.28	中医治疗	剂量单位	文本	v2：NLP+ 归一
14.29	中医治疗	中药煎煮方法	文本	v2：NLP+ 归一
14.30	中医治疗	中药服药要求	文本	v2：NLP+ 归一

序号	子模块	数据元名称	值域 / 数据类型	数据加工类型
14.31	中医治疗	中药用药禁忌	文本	v1：直接映射
14.32	中医治疗	中药方剂名称	文本	v1：直接映射
14.33	中医治疗	中药材及饮片类别	文本	v1：直接映射
14.34	中医治疗	协定处方名称	文本	v1：直接映射

表 15 中医非药物治疗

模块名称	参考标准
中医非药物治疗	中国中医药信息学会团体标准 TCIATCM 013-2019 中医电子病历基本数据集

序号	子模块	数据元名称	值域 / 数据类型	数据加工类型
15.1	中医非药物治疗	穴位贴敷疗法穴位名称	文本	v1：直接映射
15.2	中医非药物治疗	穴位贴敷持续时间	数值	v1：直接映射
15.3	中医非药物治疗	穴位贴敷注意事项	文本	v1：直接映射
15.4	中医非药物治疗	中药泡洗熏蒸部位	文本	v1：直接映射

序号	子模块	数据元名称	值域/数据类型	数据加工类型
15.5	中医非药物治疗	中药泡洗熏蒸时间	数值	v1：直接映射
15.6	中医非药物治疗	中药泡洗注意事项	文本	v1：直接映射
15.7	中医非药物治疗	耳针穴位名称	文本	v1：直接映射
15.8	中医非药物治疗	耳针持续时间	数值	v1：直接映射
15.9	中医非药物治疗	耳针注意事项	文本	v1：直接映射
15.10	中医非药物治疗	针刺穴位名称	文本	v1：直接映射
15.11	中医非药物治疗	针刺持续时间描述	数值	v1：直接映射
15.12	中医非药物治疗	针刺注意事项描述	文本	v1：直接映射
15.13	中医非药物治疗	艾灸穴位名称	文本	v1：直接映射
15.14	中医非药物治疗	艾灸持续时间	数值	v1：直接映射
15.15	中医非药物治疗	艾灸注意事项	文本	v1：直接映射
15.16	中医非药物治疗	皮内针穴位名称	文本	v1：直接映射

序号	子模块	数据元名称	值域／数据类型	数据加工类型
15.17	中医非药物治疗	皮内针持续时间	数值	v1：直接映射
15.18	中医非药物治疗	皮内针注意事项	文本	v1：直接映射
15.19	中医非药物治疗	膏摩部位	文本	v1：直接映射
15.20	中医非药物治疗	膏摩持续时间	数值	v1：直接映射
15.21	中医非药物治疗	膏摩注意事项	文本	v1：直接映射
15.22	中医非药物治疗	浴足持续时间	数值	v1：直接映射
15.23	中医非药物治疗	浴足注意事项	文本	v1：直接映射
15.24	中医非药物治疗	熏蒸部位	文本	v1：直接映射
15.25	中医非药物治疗	熏蒸持续时间	数值	v1：直接映射
15.26	中医非药物治疗	熏蒸注意事项	文本	v1：直接映射
15.27	中医非药物治疗	热奄包部位	文本	v1：直接映射
15.28	中医非药物治疗	热奄包持续时间	数值	v1：直接映射

序号	子模块	数据元名称	值域／数据类型	数据加工类型
15.29	中医非药物治疗	热奄包注意事项	文本	v1：直接映射
15.30	中医非药物治疗	中医适宜技术	文本（针法、灸法、按摩疗法、中医外治法、中医内服法等）	v1：直接映射
15.31	中医非药物治疗	导引	文本	v1：直接映射
15.32	中医非药物治疗	心理疏导	文本	v1：直接映射
15.33	中医非药物治疗	中医护理特色操作	文本	v1：直接映射
15.34	中医非药物治疗	中医护理特色操作持续时间	数值	v1：直接映射
15.35	中医非药物治疗	中医护理特色操作频次	数值	v1：直接映射

表 16　随访信息

模块名称	参考标准
随访信息	中国卫生信息与健康医疗大数据学会　T/CHIA 30-2023 房颤病专科中西医电子病历基本数据集

序号	子模块	数据元名称	值域 / 数据类型	数据加工类型
16.1	随访信息	心率（次 / 分）	数值	v1：直接映射
16.2	随访信息	体温（℃）	数值	v1：直接映射
16.3	随访信息	体重（kg）	数值	v1：直接映射
16.4	随访信息	血压（mmHg）	数值	v1：直接映射
16.5	随访信息	房颤症状	心悸，懒言，神疲，乏力，自汗，盗汗，头晕，心烦，口干，面颧暗红，其他	v2：NLP+ 归一
16.6	随访信息	房颤体征	心音强弱不等，脉搏短绌，心音变化不定，其他	v2：NLP+ 归一
16.7	随访信息	舌脉	文本	v2：NLP+ 归一
16.8	随访信息	主症总分	数值	v1：直接映射
16.9	随访信息	次症总分	数值	v1：直接映射

四、样本库

表17 样本库

模块名称	参考标准	
样本库	中国卫生信息与健康医疗大数据学会 T/CHIA 30-2023 房颤病专科中西医电子病历基本数据集	

序号	子模块	数据元名称	值域 / 数据类型	数据加工类型
17.1	样本库	是否留样本	是，否	v3：逻辑加工
17.2	样本库	样本编号	文本	v2：NLP+归一
17.3	样本库	样本类型	血清，尿液，粪便，手术标本	v1：直接映射
17.4	样本库	样本采集部位	文本	v1：直接映射
17.5	样本库	样本定量	数值	v1：直接映射
17.6	样本库	单位	文本	v1：直接映射
17.7	样本库	样本入库日期	YYYY-MM-DD	v1：直接映射
17.8	样本库	样本出库日期	YYYY-MM-DD	v1：直接映射
17.9	样本库	样本存储位置	文本	v1：直接映射
17.10	样本库	出库样本编号	文本	v1：直接映射